AF402677

NOTICE

SUR LES

SOURCES MINÉRALES

ET LES PONTS

DE SAINT-ALYRE,

Par le docteur NIVET.

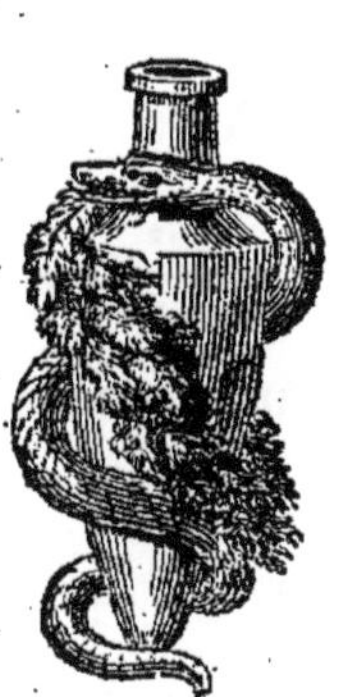

CLERMONT,

IMPRIMERIE DE THIBAUD-LANDRIOT F^{res}, LIBR.,

Rue Saint-Genès, 10.

LIBRAIRIE D'AUGUSTE VEYSSET,

Rue de la Treille, 14.

—

1846.

NOTICE

SUR LES

SOURCES MINÉRALES ET LES PONTS

DE SAINT-ALYRE.

Le faubourg de Saint-Alyre renferme un grand nombre de sources minérales, dont les dépôts ont couvert une partie de la rive droite du bief de Tiretaine. Ces dépôts offrent une épaisseur considérable, et sur quelques points ils ont jeté, au-dessus du cours d'eau, des ponts fort curieux qui ont fixé, depuis long-temps, l'attention des voyageurs et des naturalistes.

Ces fontaines et ces ponts sont cités, comme des phénomènes dans la *Gallia Christiana*, dans le *Mundus subterraneus* de Kirchker, dans le Supplément au Dictionnaire encyclopédique de la Martinière, dans le Dictionnaire de la France, par d'Expilly, etc. (Legrand.)

Voilà ce qu'en dit Belleforest.

Au dedans de l'abbaye de Saint-Alyre « passe vn

fleuue qu'on dit auoir esté iadis nommé Scateon et ores est dit Tiretaine, sur le cours de laquelle est posé ce merueilleux pont de pierre naturelle fait de l'eau d'vne fontaine qui s'endurcit en pierre non sans estonnement des effects miraculeux de la nature : et laquelle fontaine est à enuiron trois cens pas de la riuière, laquelle coulant vers la riuière susdicte, faict ceste durté pierreuse du pont par sous lequel passe le fleuue sus nommé… Ceste eau est alumineuse et ayant son cours le long d'vn canal de cent pas de long, ne faut s'esbahir si la chaleur du soleil cuisant ceste matiere l'a ainsi endurcie, non que i'attribue tout à ceste force solaire, ains confesse que la nature fait des choses qu'il est impossible a touts les philosophes du monde les plus sçauans de rendre raison. »

« Le feu Roy, Charles neuuième du nom, faisant son voyage de Bayonne voulut voir ce pont merueilleux et en visita et la facture qui n'est artificielle, et le cours de l'eau et la source d'ou elle procède, comme chose estrange et des plus rares miracles de n ture qu'on voye guère en la France. »

Legrand-d'Aussy s'exprime ainsi : La source de l'enclos de la Garde « aboutit par quelques gargouilles, dans les rues d'Artheme et de la Moraie. Là tombant et coulant le long de murs, elle y a formé une sorte de bornes factices, plus ou moins grosses ; et dont l'une, entre autres, a six pieds et demi de hauteur, sur un ou deux de saillie. La rue nommée des *Eaux* n'a presque, pour pavé que ces sédimens devenus pierre (1).

» De toutes ces fontaines gazeuses la plus connue ou au moins la plus célèbre, est celle qu'on voit dans un jardin potager qui appartenait aux bénédictins; et c'est même là un des premiers objets de curiosité que les Clermontois s'empressent d'annoncer et de faire connaître aux étrangers qui arrivent en Auvergne. »

Legrand semble croire qu'une source unique a formé tous les travertins de Saint-Alyre (2). Une opinion semblable est exprimée d'une manière beaucoup plus explicite par M. Girardin, de Rouen. Mais comme les ponts supérieur et inférieur n'offrent pas les mêmes proportions de sels, ce chimiste suppose *que la composition des eaux de la fontaine* (la grande source incrustante) *n'a pas toujours été la même. A l'époque où elle* a déposé le pont inférieur, *elle était beaucoup plus riche en sels calcaires et en silice, et à mesure que cette propriété s'est affaiblie, elle a perdu peu à peu de ces principes en même temps qu'elle s'est enrichie en péroxide de fer* (3).

La position des sources minérales et des ponts,

---

(1) Tome 1 , page 157.
(2) *Loc. cit.*
(3) Compte-rendu des travaux de l'académie de Rouen , année 1836.

leur composition chimique, les documents historiques se réunissent, comme nous le dirons plus loin, pour démontrer l'inexactitude de cette assertion. Mais nous devons d'abord décrire les fontaines acidules du quartier de Saint-Alyre.

1°. Source de la rue des Chats.

Au coin de la grande rue Saint-Arthème et de la rue des Chats, au-dessous d'un portail de grange (1), coule une petite source acidule dont la température est de + 19°. Cette source nous a offert les mêmes dépôts et les mêmes caractères physiques que l'eau de la petite fontaine incrustante.

Depuis 1793 jusqu'en 1832, elle a servi à préparer des incrustations. Elle s'engageait dans un canal découvert, traversait les jardins situés au-dessous d'elle, et arrivait à une petite cabane couverte à paille, où des fruits et d'autres objets étaient soumis à son action. La chute d'eau n'avait pas plus d'un demi-mètre. Un peu plus loin, elle traversait une seconde cabane, et de là elle se rendait au ruisseau. Aujourd'hui la source de la rue des Chats coule au milieu de la rue, et se mêle aux eaux pluviales (1845).

2°. Petite source incrustante ou source de Saint-Arthème. Un puits creusé dans la maison n° 4 de la grande rue de Saint-Arthème, reçoit les eaux de cette

______

(1) La maison porte, en 1845, le n° 19.

fontaine. Ce puits est au sud et à vingt mètres de l'extrémité supérieure de l'aqueduc qui fait suite au grand pont de pierre.

Cette source, avant 1810, se perdait au-dessous des travertins; elle alimentait très-probablement la gargouille de la rue des Chats, placée au-dessus de la baraque portant le n° 32. Cette gargouille a été recouverte en 1816 (1).

En 1827, le propriétaire de la maison citée plus haut, ayant voulu creuser un puits, obtint, à son grand regret, une source saline dont il n'avait que faire. Cette habitation fut bientôt cédée à M. Clémentel.

La source minérale ne fut pas d'abord utilisée; mais M. Bouillet ayant pensé qu'elle pouvait être incrustante, M. Clémentel fit des essais qui réussirent au delà de ses espérances. Elle fut alors conduite sur le toit des cristallisoirs, à l'aide d'un canal couvert et d'une rigole en bois placée le long de l'aqueduc déjà cité.

L'eau de cette fontaine est limpide et incolore, sa saveur est un peu aigrelette et alcaline, sa température est de + 19°. Elle fournit seize litres d'eau à la minute (1844). Son analyse nous a donné les résultats suivants :

---

(1) Voyez plus loin l'article consacré au pont inférieur.

Analyse trouvée.	Gram.	Analyse calculée.	Gram.
Carbonate de soude. . .	0,5050	Bicarbonate de soude. .	0,7141
Sulfate de soude.	0,0818	Sulfate de soude. . . .	0,0818
Chlorure de sodium. . .	1,1500	Chlorure de sodium. . .	1,1500
Sels de potasse	traces.	Sels de potasse	traces.
Carbonate de magnésie.	0,1138	Bicarbon^{te} de magnésie.	0,1727
— de fer	0,0310	— de fer	0,0429
— de chaux. . .	1,0000	— de chaux. . .	1,4370
— de strontiane	traces.	— de strontiane	traces.
Alumine.	0,0150	Alumine.	0,0150
Silice	0,1000	Silice	0,1000
Sels de manganèse . . .	traces	Sels de manganèse . . .	traces.
Oxide de fer apocrénaté.	0,0250	Oxide de fer apocrénaté.	0,0250
Matière organique . . .	traces	Matière organique. . .	traces.
Perte.	0,1584	Perte	0,1584
TOTAL des sels par litre d'eau. . . .	3,1700	TOTAL des sels par litre d'eau. . . .	3,8969

Cette eau n'est point prescrite par les médecins.

3°. Grande source incrustante.

A l'entrée de la cour appartenant à M. Clémentel, près de l'angle sud-ouest de la maison, et à 42 ou 43 mètres du bief de Tiretaine, un puits recouvert d'une dalle renferme les eaux d'une fontaine abondante qui a principalement fixé l'attention des observateurs. A une époque très-ancienne, elle a formé le pont du milieu et une grande partie des travertins placés au-dessous de lui.

Avant 1788, le jardinier des Bénédictins s'en servait pour préparer des incrustations. Un aqueduc conduisait l'eau minérale dans le bief. Elle tendait sans cesse à l'exhausser ; elle l'eût changé en une masse

solide, si l'on n'avait constamment arrêté ses progrès.
Tous les quinze jours, le jardinier cassait et enlevait
la pierre qui s'y formait, et l'une des clauses aux-
quelles, depuis longues années, ses baux l'astrei-
gnaient, était celle de l'entretenir toujours libre et
coulant. (Legrand.)

Après 1793, les nouveaux propriétaires ont con-
tinué l'œuvre de leurs prédécesseurs. A cette dernière
époque, un canal conduisait cette source à une petite
cabane bâtie à quelques mètres au-dessous du pont
du milieu, et renfermant les objets destinés à être
recouverts d'une couche calcaire. Depuis plusieurs années, une rigole ayant 70 mètres de longueur lui per-
met d'arriver sur le toit d'un grand cabinet construit
avec des briques, et placé à une très-petite distance
du pont inférieur.

La composition de cette eau a été étudiée par Lem-
mery à qui Tournefort en avait adressé quelques bou-
teilles (1). Ozy en a publié une analyse en 1748 (2),
et Vauquelin l'a comprise dans les recherches qu'il a
entreprises en 1799 (3). Berzelius s'est occupé de ses

---

(1) Histoire de l'académie des sciences. Paris, 1700.

(2) Analyse des eaux minérales de Saint-Alyre, par Ozy. Paris, 1748.

(3) Voyez les Annales d'Auvergne, 1844, page 96, et le
compte-rendu des travaux de l'académie de Rouen pour l'année
1836.

dépôts calcaires (1), et enfin MM. Lecoq (2) et Gi-rardin (3) en ont fait une étude spéciale.

A la sortie du canal souterrain qui commence au puits indiqué précédemment, et au moment où elle tombe dans les rigoles découvertes, l'eau de la grande source incrustante est limpide, incolore, d'une saveur aigrelette, alcaline et ferrugineuse. Elle laisse exhaler une légère odeur de bitume. Sa température est invariable, elle est toujours de $+ 24°$. (Girardin.)

Cette source nous a donné cinquante-quatre litres d'eau par minute, le 21 novembre 1844.

Les gaz qui la traversent sont plus abondants avant et pendant les orages. Ils offrent la composition suivante (4) :

Gaz acide carbonique....	68,83
Azote..................	25,59
Oxigène...............	5,58
Total.................	100,00

Voici maintenant l'analyse de la grande source telle que l'a publiée M. Girardin :

---

(1) Annales de chimie et de physique, tome 28, page 403.
(2) Observations sur la source incrustante de Saint-Alyre. Clermont, 1830.
(3) Compte-rendu des travaux de l'académie de Rouen, 1836.
(4) Girardin de Rouen, *loc. cit.*

Analyse trouvée.	Gram.	Analyse calculée.	Gram.
Carbonate de soude. . .	0,4886	Bicarbonate de soude. .	0,6910
Sulfate de soude	0,2895	Sulfate de soude. . . .	0,2895
Chlorure de sodium. . .	1,2519	Chlorure de sodium. . .	1,2519
Carbonate de magnésie.	0,3856	Bicarbon^{te} de magnésie.	0,5730
— de fer	0,1410	— de fer	0,1950
— de chaux. . .	1,6342	— de chaux. . .	2,3480
Silice	0,3900	Silice	0,3900
Crénate de fer (1). . . .	0,0462	Crénate de fer.	0,0460
Matière organique . . .	0,0130	Matière organique . . .	0,0130
TOTAL des sels par litre d'eau. . . .	4,6400	TOTAL des sels par litre d'eau. . . .	5,7974

L'eau minérale de cette fontaine est tonique et sti-mulante, comme celle de Jaude. Elle peut être employée dans les mêmes circonstances, mais un préjugé ridicule empêche les Clermontois de s'en servir. Ils craignent qu'elle engendre des calculs (Lemonnier), ou qu'elle incruste leurs intestins. S'il en était ainsi, toutes les sources alcalines du bassin de l'Allier devraient être abandonnées, car toutes contiennent du bicarbonate de chaux.

4. Sources des bains.

Elle est à trente mètres à l'ouest de la précédente, et à peu près à la même distance du bief de Tiretaine. Un double canal souterrain l'amène au-dessus du pont supérieur ; arrivée là, elle se divise en deux par-

___

(1) Ce sel est mêlé d'une quantité indéterminée de carbonate de potasse et de phosphate de manganèse.

ties. La presque totalité de l'eau minérale est destinée au réservoir des bains, le trop-plein coule sur le pont et augmente chaque jour ses dimensions.

L'eau de cette fontaine est en tout semblable à celle de la précédente ; mais sa température, au moment où elle arrive à l'établissement thermal, ne dépasse point $+$ 20°. La quantité de liquide qu'elle peut donner à la minute est de 17 litres. Quand on cherche à épuiser cette source, le volume de la grande fontaine incrustante diminue et réciproquement. Cette expérience annonce qu'elles viennent toutes deux de la même fente et qu'elles communiquent au-dessous des travertins.

L'établissement thermal de Saint-Alyre a été créé en 1826. Il se compose d'un bâtiment ayant trente mètres de longueur sur sept mètres de largeur. Il renferme un générateur muni de soupapes de sûreté et de deux conduits. Par l'un d'eux, l'eau volatilisée se rend au bain de vapeur ; par l'autre, elle communique avec un serpentin qui réchauffe l'eau acidule dont est remplie une vaste cuve en bois. Deux tuyaux métalliques transportent l'eau minérale naturelle et l'eau minérale réchauffée dans des cabinets où sont placées une ou deux baignoires en bois. Ces cabinets sont au nombre de dix-neuf. Le dernier renferme une douche descendante.

Les bains de Saint-Alyre sont surtout fréquentés par les habitants de Clermont. Ils doivent être pres-

crits, lorsque leur température est de ─+─ 36 à ─+─ 38°
centigrades, aux malades affectés de rhumatismes arti-
culaires, musculaires et nerveux. A une température
moins élevée on les ordonne aux personnes lympha-
tiques, scrofuleuses, rachitiques ou atteintes de gastro-
entéralgies chroniques, de leucorrhée, d'engorgement
de la matrice. Les chlorotiques, les convalescents dé-
bilités par des affections chroniques simples de l'esto-
mac et du tube digestif peuvent aussi les prendre avec
succès.

Leur action stimulante est quelquefois tellement
prononcée qu'ils font rougir la peau et occasionnent
des picotements très-marqués.

Le docteur Bertrand, de Pont-du-Château, vante
l'usage des bains de Saint-Alyre dans les cas d'en-
torses négligées et de tumeurs blanches non doulou-
reuses, etc. (1).

5. Sources du ruisseau.

Deux petites sources coulent sur la face supérieure
des travertins et arrivent jusqu'au ruisseau de Tiretaine en traversant les couches profondes de la terre
végétale où elles se mêlent aux eaux pluviales. L'une
d'elles est à 12 mètres au-dessous du pont du milieu,
l'autre à 12 ou 13 mètres au-dessus du pont inférieur. Leur origine est inconnue; mais on présume

---

(1) Annales d'Auvergne, 1842, page 64.

qu'elles viennent de la grande source incrustante.

6. Ponts et travertins.

Les travertins de Saint-Alyre couvrent la rive droite du bief de Tiretaine et occupent une étendue de 155 mètres environ. Ils remontent à 15 ou 16 mètres au-dessus de l'établissement thermal, et descendent à 23 ou 24 mètres au-dessous du pont inférieur. Ils sont interrompus çà et là par des maisons ou des terres cultivées. Les parties non recouvertes se présentent sous la forme d'escarpements ou de masses inégales et mamelonnées, coupées à pic ou surplombant le cours d'eau.

Sur trois points, l'eau minérale a formé des ponts que nous désignerons sous les noms de Pont supérieur, de Pont du milieu et de Pont inférieur.

a. Pont supérieur.

Il est en face de l'établissement thermal de Saint-Alyre. Son arcade est fort élevée, mais elle n'est pas complète ; sa longueur est d'environ 415 centimètres. Son extrémité libre s'avance un peu au delà du bief, sa base s'appuie contre un massif de travertins très-épais et très-large, qui est situé sur la rive droite du cours d'eau (1). Dans l'endroit où tombe l'eau minérale, on remarque un stalagmite cupuliforme, dont

---

(1) Vers le milieu de juin 1844, l'extrémité libre de l'arcade présentait une largeur d'un mètre, et elle s'arrêtait à 275 centimètres du mur de l'établissement thermal.

on retarde les progrès en la brisant de temps en temps.

De petites plantes acotylédones tapissent les surfaces humides et des touffes de graminées et d'*apium graveolens* couvrent la face supérieure du calcaire incrustant.

Ce pont a commencé à l'époque où les Bénédictins, voulant empêcher la source des bains d'envahir leur jardin, ont dirigé ses eaux, à l'aide d'une rigole, jusqu'au ruisseau de Tiretaine.

En 1788, il était mieux arqué encore que les deux autres; mais son arche s'était brisée quelques années auparavant. (Legrand.)

Plus tard et par suite de circonstances qui nous sont inconnues, l'eau cesse de couler sur ce pont jusqu'en 1818. C'est alors que M. Clémentel, voulant montrer aux étrangers le procédé à l'aide duquel la nature produit les travertins, a fait arriver de nouveau l'eau minérale sur le point culminant de l'arcade.

Depuis 1818 jusqu'en 1844 (mai), les dépôts calcaires ont acquis une épaisseur de 106 centimètres; ce qui fait 40 millimètres par année.

Après la construction et la mise en activité de l'établissement thermal, comme on utilise, durant la belle saison, la source des bains, les progrès annuels ont été réduits à 28 millimètres.

b. Pont du milieu.

Il est à 45 ou 46 mètres au-dessous du Pont supérieur, sa largeur est d'environ 8 mètres. Il a été

évidemment déposé par la grande source incrustante.
Sa formation remonte peut-être à l'époque ou l'Auvergne n'était point encore habitée. Il est de niveau avec le sol des cours, et les voitures peuvent passer dessus.

c. Pont inférieur.

(*Synonymes.* — Pont naturel, Pont du Diable, Pont minéral, Pont stalactite, Grand Pont de pierre.)

C'est le plus considérable des trois ponts de Saint-Alyre ; il limite à l'est la propriété de **M.** Clémentel. Sa partie septentrionale est soutenue par un mur moderne, sa partie méridionale se continue avec un aqueduc de travertin dont l'extrémité touche la baraque n° 32 de la rue des Chats.

A son origine l'aqueduc est enfoui ; mais bientôt il sort de terre et s'élève de plus en plus au-dessus du niveau des jardins. Il atteint près du ruisseau une hauteur de 3 mètres (1).

Son premier tiers est convexe du côté de l'ouest, ses deux derniers tiers sont légèrement concaves dans le même sens. Il se dirige du sud-sud-est vers le nord-nord-ouest.

Au moment où il arrive près du ruisseau, il s'élargit beaucoup, franchit le bief et se confond avec une large culée de calcaire incrustant. Un peu plus loin,

---

(1) Du côté de l'est.

il se détache du sol pour laisser passer un petit cours d'eau et il vient s'appuyer contre la muraille dont nous avons déjà parlé. Le bras principal de Tiretaine est par-delà cette muraille.

Voici les dimensions de l'aqueduc et du pont telles que nous les avons prises le 4 mai 1844.

	mèt.	cent.
Face supérieure du pont, élévation au-dessus des eaux du bief......................	5,	10
— du sol de la presqu'île.............	2,	70
— du sol des jardins du côté de l'est....	3,	10
Largeur du pont au niveau du bief........	5,	45
Largeur de l'aqueduc............. 1, 50 à	2,	10
Longueur du pont.......................	10,	00
Longueur de l'aqueduc...................	75,	00
Longueur totale du pont et de l'aqueduc...	85,	00

La différence de niveau entre l'extrémité supérieure de l'aqueduc et la partie la plus basse du pont est à peu près de 11 décimètres, ce qui donne une pente moyenne d'environ 1 millimètre trois dixièmes par mètre.

Les Bénédictins de Saint-Alyre, dit une ancienne légende, voulant empêcher le dépôt des fontaines minérales d'envahir le sol fertile de l'abbaye, dirigèrent leurs eaux de manière à les amener dans le ruisseau de Tiretaine qui traversait leurs propriétés. (Lecoq.)

Nos recherches nous autorisent à appliquer cette légende à la formation du Pont de Pierre, et nous justifierons plus loin cette opinion. Ce fait étant admis

comme vrai, suivons pas à pas les progrès de l'incrustation.

Un canal découvert amène la petite source depuis
la rue des Chats jusqu'au ruisseau ; l'eau tapisse les
parois de ce canal d'une couche solide dont l'épaisseur est surtout considérable au voisinage du ruisseau,
parce que le liquide minéral a perdu une grande partie de l'acide carbonique qui dissolvait les sels terreux.

Lorsque le travertin est arrivé au bord du bief, les
carbonates de chaux, de magnésie et de fer, destinés
à l'accroissement de sa partie inférieure, sont entraî-
nés par l'eau courante, et il augmente seulement par
sa face verticale ou septentrionale. Cet accroissement
a pour résultat la formation d'une arcade incomplète
et suspendue semblable à celle que nous avons désignée
sous le nom de Pont supérieur.

Après qu'ils ont franchi le cours d'eau, les calcaires
s'abaissent de plus en plus, l'eau tombe sur la rive
opposée, une stalagmite s'élève et complète l'arcade.

Un massif volumineux recouvre en peu de temps
la presqu'île située entre le bief et la rivière, mais un
petit cours d'eau trouble de nouveau le travail de la
source minérale, et une seconde arcade est jetée au-
dessus de lui. Au moment où cette arcade incomplète
se dirigeait vers le bras principal de Tiretaine, l'eau
acidule a été détournée.

A mesure que le pont augmente et chevauche sur
le ruisseau, des plantes végètent sur sa face supé-

rieure ; chaque année elles meurent et se recouvrent d'une croûte calcaire. Elles rendent ainsi plus rapides les progrès de l'incrustation. Quand on néglige de nettoyer le canal, il se comble, l'eau déborde et augmente la largeur des travertins. On voit encore les canaux secondaires qui ont donné passage à diverses reprises au liquide minéral.

Les débordements sont surtout très-marqués près du pont. Cela tient à ce que la pente y est moins grande que partout ailleurs. Ils vont en s'affaiblissant du côté de la rue des Chats. Ceci explique pourquoi les masses de calcaires dont nous nous occupons, ressemblaient autrefois à une longue pyramide dont la base touchait le bief. Des travaux modernes ont changé cette configuration.

Ainsi, « en 1774, les officiers municipaux firent saper une portion de la base de ce mur, à côté du grand pont ; on découvrit des mousses, des pailles, des morceaux de bois incrustés dans cette masse où ils s'étaient parfaitement conservés.

» La partie de ce mur qui a été sapée avait près de trente pieds d'épaisseur sur dix-huit de hauteur (1). »

Enfin, dans ces derniers temps, M. Clémentel, pour faciliter l'aménagement de la petite fontaine de

---

(1) Delarbre, Notice sur l'Auvergne, pages 203 et 208.

Saint-Arthême et rendre le pont de pierre moins accessible, a fait de nouvelles dégradations.

On croit généralement que le pont inférieur de Saint-Alyre est fort ancien, et doit son origine à la grande source incrustante analysée par M. Girardin, de Rouen. Delarbre n'est point de cet avis.

« La source, dit cet auteur, dont les eaux ont formé le mur et les *ponts*, est peu fréquentée (1). On fait usage ordinairement, pour la cure de plusieurs maladies, des eaux de la source qui est sur la petite place au-dessus du moulin : elle est sous une petite voûte ; elle dépose dans son bassin et dans son canal de décharge un limon léger, ocracé ; on aperçoit, en outre, dans ce même canal, à la distance de quelques toises au-dessous, une matière d'une couleur gris-clair, qui peut être regardée comme la substance stalactifiante délayée (2). »

« Le canal de décharge, sur lequel s'accumule cette écume, présente, à son extrémité, des plantes couvertes de tuf durci, des mousses qui figurent la coraline, des gramens dont le chalumeau représente

---

(1) La position des sources, la position et la composition des travertius et la configuration des terrains, prouvent d'une manière évidente que les ponts supérieurs et moyens n'ont pas été formés par la petite source incrustante.

(2) La seconde source a été décrite par nous sous le nom de Grande-Source incrustante.

des tuyaux de pipe. J'ai aussi observé que le chaume des graminées incrustées végétait à l'extrémité supérieure qui était à découvert (1). »

Quant à nous, nous adoptons l'opinion de Delarbre en ce qui concerne le pont inférieur. Aussi allons-nous faire tous nos efforts pour démontrer que ce pont est postérieur à la création de l'abbaye de Saint-Alyre, et qu'il a été formé non par la grande source incrustante, mais bien par la gargouille de la rue des Chats, qui a disparu, et qui était évidemment alimentée par la fontaine de la rue Saint-Arthême.

Voilà nos preuves : 1°. La grande source est à quarante-deux mètres de distance et à un mètre et demi au-dessous du point culminant de l'aqueduc. Elle coule sous des travertins; on ne peut donc point la capter et la faire remonter au-dessus de son niveau actuel. La gargouille provenant de la petite source incrustante était au-dessus et à huit ou dix mètres de l'extrémité supérieure du mur de travertin ; il est naturel de lui attribuer sa formation. 2°. Il n'existe aucune trace de conduit entre la grande source et l'aqueduc. On a trouvé, au contraire, des bétons dans la baraque n° 32, et dans la rue des Chats. Ces restes de canal se dirigeaient vers le sud.

3°. Les eaux de la source de Saint-Arthême ont

---

(1) Delarbre, *loc. cit.*, page 205.

une grande puissance d'incrustation, et elles contiennent très-peu de sel martial. Celles de la grande fontaine incrustante sont très-ferrugineuses, et l'épaisseur de leur sédiment, dans un temps donné, est
beaucoup moins considérable (1).

Les mêmes différences se montrent dans les travertins comme on peut le voir dans le tableau suivant
emprunté au Mémoire de M. Girardin (2).

NOMS DES SELS.	PONT INFÉR^r.	PONT SUPÉR^r.
	Grammes.	Grammes.
Carbonate de chaux..........	40,224	24,400
Sulfate de chaux.............	5,382	8,200
Cabonate de magnésie.......	26,860	28,800
Péroxide de fer.............	6,200	18,400
Sousphosphate d'alumine.....	4,096	6,120
Carbonate de strontiane......	0,043	0,200
Phosphate de manganèse.....	0,400	0,800
Silice......................	9,780	5,200
Crénate et apocrénate de fer..	5,000	5,000
Matière organique..........	1,200	0,400
Perte......................	0,015	1,080
Eau.......................	0,800	1,400
Totaux.............	100,000	100,000

(1) Le dépôt formé en un an par la petite source incrustante
offre une épaisseur de 0,143 millimètres ; celui de la grande ne
dépasse point 0,028 millimètres.

(2) Cette analyse ne prouve nullement que la grande source
a changé de composition. Elle vient, au contraire, à l'appui de
notre système.

4°. Nous avons encore d'autres preuves à faire valoir.

Fléchier raconte ainsi la visite qu'il a faite, en 1665, dans l'abbaye de Saint-Alyre : « Nous entrâmes dans le cloître et dans un petit jardin où l'on nous fit voir des grottes, des voûtes de rochers et des cabinets, et cent autres choses que fait en ce lieu une fontaine admirable qui change tout ce qu'elle arrose en pierre.

» Elle a fait, en coulant, un pont d'une grandeur considérable *qu'elle augmente tous les jours*. On dirait que cette petite source coule par-dessus pour y travailler, et qu'elle promet de le rendre encore plus grand si l'on ne la détourne (1). »

Ainsi, à l'époque où Fléchier a visité l'Auvergne, *une petite source coule* sur le pont de pierre. Cet écrivain aurait-il employé une semblable expression s'il avait eu l'intention de désigner la grande source incrustante dont le produit est de cinquante-quatre litres d'eau par minute?

L'eau minérale n'a point encore abandonné le canal du pont, en 1665. Elle a, sans doute, suivi le même trajet pendant les siècles précédents; il est donc possible, en prenant pour point de départ la puissance d'incrustation de la petite source de Saint-

---

(1) **Mémoire de Fléchier sur les Grands-Jours**, édition de M. Gonod. Clermont-Ferrand, 1844, page 185.

Arthême, de calculer, à peu près, combien de temps il lui a fallu pour former le Pont inférieur.

Mais il est nécessaire, avant de faire ce calcul, de rappeler quelques faits. Avant 1665, l'eau acidule parcourait un canal découvert de 80 à 85 mètres; en 1840, les rigoles n'offrent la même disposition que dans une étendue de 36 à 38 mètres. L'avantage est tout entier du côté des anciens dépôts. Supposons néanmoins que les conditions sont les mêmes; oublions que des plantes végètent sur les bords de la source, et que leurs débris augmentent le volume des sédiments; l'accroissement des travertins vers leur extrémité septentrionale, sera de 143 millimètres par années. Or, la longueur du pont étant de 12 mètres, il a fallu pour qu'il ait atteint les dimensions actuelles environ 84 ou 85 ans. Mais souvent l'eau a abandonné ses conduits et a ruisselé sur les parties latérales du canal et du pont; l'arcade s'est peut-être brisée pendant les inondations, etc. Faisons une large part au travail d'élargissement et de réparation, et nous ne pourrons pas dépasser quatre siècles. Or, au dixième siècle l'abbaye de Saint-Alyre existe depuis long-temps, le Pont de Pierre est donc postérieur à l'établissement des hommes en Auvergne (1).

---

(1) L'abbaye de Saint-Alyre a été brûlée en 916 par les Normands, et rebâtie en 958. (*Gallia Christiana*). Paris, 1720, t. 2, p. 324.

On ne peut point supposer d'ailleurs qu'une source coulant dans un aqueduc élevé de plusieurs mètres au-dessus des terres voisines, et tendant, chaque jour, à combler son canal, ne l'abandonne point pour se jeter sur les endroits les plus déclives. Il nous paraît évident, d'après cela, qu'une main intelligente a dirigé l'édification du Pont inférieur.

Nous terminerons cette dissertation en rapportant un passage rempli de naïveté, emprunté à un ancien auteur. « Mais quelle chose au monde se peut representer plus estrange que les fontaines de la pierre qui sont à Clermont, au voisinage de Sainct-Alyre, visiblement presque elles petrefient. Il y a vn pont fort long et eminent, qui s'est faict en peu d'années du passage de ces Eaux : et est vray que si les meusniers qui sont au voysinage de ces sources, vouloyent laisser faire leurs Eaux, elles auroyent bien tost petrefié leur riuières et leurs moulins aussi; Mais ils sont curieux à interualles assez brefs de rompre la pierre qui s'y faict; les Iardiniers et autres Païsans en font de mesme, dans les lieux où telle eau a necessairement son passage (1). »

7. Incrustations.

La théorie des incrustations est connue depuis plus d'un demi-siècle, et l'on a bien peu ajouté à ce que Fourcroy écrivait en l'an ix de la république. « L'a-

____

(1) Jean Banc, page 12-2.

cide carbonique, dit cet auteur, dissout facilement le carbonate de chaux, et c'est ainsi qu'il est dissous dans toutes les eaux naturelles; lorsque cet acide se dégage de l'eau par le contact de l'air et surtout par l'action du calorique, le carbonate de chaux s'en dépose en poussière. Voilà ce qui arrive aux eaux qui forment des incrustations sur les corps qu'elles mouillent, dans les canaux qu'elles parcourent comme celles d'Arcueil près Paris, de Saint-Alyre à Clermont-Ferrand, des bains de Saint-Philippe en Italie, et une foule d'autres, etc. (1). » Fourcroy a omis de signaler certaines circonstances qui font varier la couleur des incrustations. En effet, les carbonates de magnésie, de fer et de strontiane; le sulfate de chaux, le phosphate de magnésie et de manganèse et la silice peuvent être maintenus en dissolution par l'acide carbonique ou la soude, et ces sels, en se déposant successivement ou simultanément, modifient la forme du carbonate de chaux, et la nuance des dépôts. Citons un exemple : La petite source incrustante de Saint-Alyre est peu ferrugineuse, et ses dépôts sont brillants et cristallins; la grande contient beaucoup de sel martial, et la surface des sédiments qu'elle abandonne est amorphe et terne. Mais, dans les deux cas, la cassure des produits

---

(1) Tome 4, p. 26. Du système des connaissances chimiques. Paris, an ix de la république française.

est fibreuse comme celle des aragonites du Tambour et de Saint-Nectaire.

Jean Banc ne dit rien des incrustations; Fléchier parle seulement des ponts, des grottes et des rochers; mais Chomel a vu des branches d'arbres, des plantes, des fruits et autres corps, se recouvrir d'une couche pierreuse; il a envoyé à feu M. Tournefort des grappes de raisins, des tiges de bouillon blanc et d'autres plantes pétrifiées. En les examinant avec attention, on reconnaît que ce sont des *incrustations* plus solides que celles des souterrains (1).

En 1788, les habitants de Clermont utilisent depuis long-temps la propriété incrustante des eaux de Saint-Alyre. Ils placent sous le jet de la fontaine de petits objets qui se recouvrent d'une couche calcaire, et qu'ils s'empressent de montrer aux étrangers qui visitent l'Auvergne. Le jardinier de l'abbaye fait un petit commerce d'animaux et de végétaux pétrifiés. (Legrand.)

Après la grande révolution française, cette industrie a acquis chaque jour plus d'importance, et l'on a agrandi successivement les grottes en même temps qu'on a rendu plus long le trajet de l'eau minérale afin de lui enlever en partie le sel martial qu'elle renferme.

____

(1) Page 342.

En 1829, on décombre au Mont-Cornador des sources minérales dont le sédiment est cristallin. Quelques années plus tard, la petite source calcaire de Saint-Alyre est recueillie, et M. Clémentel reconnaît bientôt qu'elle donne des produits presque aussi beaux que ceux de l'établissement rival de Saint-Nectaire.

Telle est en résumé l'histoire des incrustations d'Auvergne, qui produisent de nos jours des revenus assez considérables. Voici quel est actuellement l'état des lieux.

Les eaux de la grande source parcourent dans des rigoles découvertes une étendue de 70 mètres. Elles perdent d'abord beaucoup de carbonate de fer ; plus loin leurs dépôts sont plus exclusivement calcaires et moins colorés. Arrivées sur le toit des grottes, elles s'engagent dans des ouvertures pratiquées à cet effet, et elles tombent sur de grosses pierres d'où elles jaillissent en gouttelettes sur des objets placés autour du jet d'eau. Elles descendent ainsi d'étage en étage en formant de petites cascades jusqu'au moment où elles arrivent au ruisseau.

La même chose a lieu pour la petite source ; seulement la longueur des rigoles découvertes de cette dernière est d'environ 38 mètres, et l'eau coule en nappes sur les corps et les médailles dont l'incrustation doit être brillante. Pour faire des médailles lisses et polies, l'eau doit être projetée, sous la forme de gouttelettes, sur des moules en creux qu'on peut préparer avec du soufre ou de la gomme-laque (1). Lorsque la croûte est suffisamment épaisse, on laisse sécher le calcaire, et en frappant un coup sec à la jonction du moule et de l'incrustation, on sépare la médaille.

Enumérons les objets habituellement soumis à l'action de l'eau minérale : Ce sont des bas-reliefs, des bustes, des médailles, des statuettes et autres objets en soufre, en porcelaine sans émail, ou en terre cuite, des animaux empaillés, des corbeilles pleines de fleurs, de feuilles ou de fruits (2); des œufs, des nids, des oiseaux, et des paniers de métal, etc.....

Le soufre a l'inconvénient d'agir sur le fer des eaux martiales quand il reste long-temps sous l'eau, et de produire des veines brunes et noires de sulfure de fer.

Si nous résumons les faits signalés plus haut, nous voyons qu'avant le dix-huitième siècle, les propriétaires des sources de Saint-Alyre ne songeaient qu'à se débarrasser de leurs eaux, parce qu'elles rendaient infertiles les terres de leurs jardins; tandis que dans ces derniers temps on les a recueillies avec soin, et on s'en est servi pour préparer des bains médicinaux et des

---

(1) Il faut avoir soin de passer sur ces moules une couche d'essence de térébenthine, et de les brosser ensuite avec une brosse douce.

(2) Ces objets doivent être peu charnus et offrir une certaine consistance.

incrustations fort curieuses. C'est à la famille Clémentel qu'on doit, en grande partie, ces heureux et utiles changements.

Clermont, Imp. de THIBAUD-LANDRIOT frères.